AF298804

ÉTUDE

EAUX AMÈRES DE PULLNA

(BOHÊME)

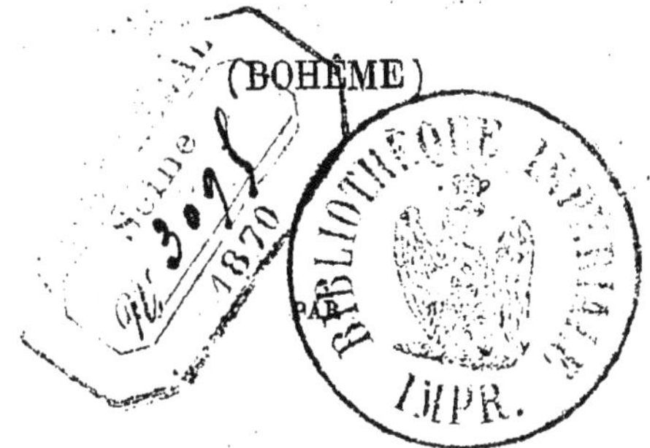

Le Docteur A. LABAT

Membre titulaire de la Société d'hydrologie médicale de Paris
Ancien interne lauréat des hôpitaux

PARIS

GERMER BAILLIÈRE, LIBRAIRE-ÉDITEUR

RUE DE L'ÉCOLE-DE-MÉDECINE, 17

1870

OUVRAGES DU MÊME AUTEUR SUR L'HYDROLOGIE.

Étude sur la station et les eaux de Kissingen................ 1866

Étude sur la station et les eaux de Hombourg................ 1867

Étude sur la station et les eaux de Nauheim................ 1868

Étude sur les eaux et les boues de Franzensbad............. 1869

Étude sur la station et les eaux de Marienbad................ 1869

Traitement de l'obésité aux eaux de Marienbad (ouvrage traduit de l'allemand)... 1869

Paris. — Imprimerie de E. Martinet, rue Mignon, 2.

ÉTUDE

SUR LES

EAUX AMÈRES DE PULLNA

(BOHÊME)

Les eaux amères (Bitterwässer), eaux purgatives naturelles, ont pris, depuis le commencement du siècle, une telle importance, qu'elles tendent visiblement à remplacer les boissons purgatives artificielles de la pharmacie. La bouteille d'eau de Sedlitz elle-même semble menacée de perdre son antique monopole. Je n'en veux d'autre preuve que le débit énorme des bouteilles et des cruchons de Birmenstorf, de Friedrichshall et surtout de Püllna. L'eau amère de Püllna sera pour moi le type de cette classe intéressante ; je dis de cette classe, car les auteurs d'hydrologie allemande, entre autres Helfft et le professeur J. Seegen, ont cru devoir établir une classe distincte (Bitterwässer) qu'ils placent à côté des eaux salines (Kochsalzwässer).

Nous nous proposons donc de tracer brièvement l'histoire de l'eau de Püllna, d'étudier ses conditions d'origine, ses propriétés naturelles, ses usages médicinaux, tout en cherchant dans les eaux congénères les principaux points d'analogie et de dissemblance qui pourront donner à ce travail un caractère plus général et plus étendu. Si nous le présentons avec quelque confiance, c'est que nous avons pu recueillir sur les lieux mêmes les principales données

qui en constituent la base et vérifier les assertions des dif-
férents auteurs.

Des deux routes de voitures qui relient Carlsbad à
Tœplitz, en traversant la partie si pittoresque du nord de la
Bohême (la voie ferrée est en construction), l'une passe par
le village de Püllna, à quelques centaines de pas des sources de ce nom.

Püllna est à une lieue de Brüx, sous le cinquantième
degré de latitude environ, au pied des cônes basaltiques
du Mittelgebirge. Les sources, situées dans une prairie
voisine, appartiennent à la commune et ont été affermées
de père en fils à la famille Ulbrich : Adalbert Ulbrich et son
fils Anton Ulbrich peuvent être considérés comme les véri-
tables propagateurs de la renommée de Püllna, en même
temps qu'ils ont été les bienfaiteurs du pays. Jusque-là on
s'était borné au commerce des sels ; ils ont fait faire, à
plusieurs reprises, l'analyse des eaux par les chimistes les
plus distingués (voir les tableaux), en ont envoyé dans les
hôpitaux des grandes villes de l'Europe, ont fait creuser
les puits, ont fondé la maison d'expédition et n'ont rien
négligé de ce qui pouvait assurer la confiance générale par
une intelligente et fidèle administration (1).

(1) Il est fait mention honorable de Püllna dans le journal de Hufe-
land (1822), dans les ouvrages de Wetzler (1825) et d'Osann (1843); plus
tard, dans toutes les œuvres classiques d'hydrologie. « L'eau de Püllna,
» disent les auteurs du *Dictionnaire d'hydrologie médicale,* figure à
» bon droit en tête des eaux amères, appropriées à la médication pur-
» gative. »

I. — Les sources.

Püllna n'est point une station disposée pour recevoir des étrangers : on ne boit pas aux sources, on ne se baigne pas ; il a existé pendant quelque temps un petit établissement de bains, lequel a disparu n'ayant pas sa raison d'être. Il n'y a plus aujourd'hui que les bâtiments d'exploitation dont les vastes celliers renferment des cuves, des tonneaux, des cruchons, en un mot tout le matériel d'expédition.

L'eau amère ne vient pas sourdre naturellement au soleil ; elle est formée par les eaux de pluie, qui, après avoir traversé des couches marneuses imprégnées de sels divers, viennent s'amasser dans des puits creusés à cet effet. Une prairie d'environ 20 acres ou arpents, entourée de barrières, comme pour le pacage des bestiaux, renferme tous ces puits qui sont indiqués par autant de petites cabanes en bois ; on en compte une vingtaine, dont cinq seulement sont exploités.

En entrant dans une de ces huttes, on voit au centre le puits dont la margelle est en maçonnerie avec un revêtement de bois. La profondeur est d'environ 3 mètres, comme j'ai pu m'en assurer au moyen d'une perche. Il y avait en ce moment (mi-septembre) de 3 à 4 pieds d'eau ; le niveau en est ordinairement plus élevé.

Durant la belle saison (avril à octobre), l'eau est puisée journellement et apportée dans les grandes cuves de la maison d'expédition, où elle séjourne environ vingt-quatre heures à découvert, en laissant un dépôt. Alors on la soutire dans des cruchons de grès, convenablement préparés, que l'on bouche avec grand soin, et que l'on entasse dans les celliers où règne une fraîcheur constante. Ces cruchons portent l'inscription suivante : *Püllnaer gemeinde Bitter-wasser*. La capacité des cruchons est de 56 onces, celle des demi-cruchons, de 28 onces, poids médicinal. On en prépare ainsi plus de 2000 par jour et le chiffre d'expédition dépasse 300 000 par an (1).

Pour puiser, on attend la fin de la saison d'hiver et la fonte complète des neiges. La première opération consiste à vider les puits afin que l'eau se renouvelle ; on ne l'emploie qu'après en avoir éprouvé le poids spécifique, moyen d'obtenir des produits à peu près uniformes. En dépit de ces précautions, les conditions atmosphériques influent nécessairement sur la solution saline contenue dans les puits, cette solution résultant de la filtration des eaux pluviales. Quoi qu'il en soit, l'eau de Püllna n'a pas encore manqué, même dans les années les plus sèches.

II. — Origine et propriétés naturelles.

La plaine de Püllna présente une sorte de creux ou plutôt de dépression. Dans la prairie des sources, la marne (*Mergel*) apparaît immédiatement au-dessous de l'humus végétal; elle se compose de plusieurs couches, variant de la teinte jaune à la teinte grisâtre ou bleuâtre, et atteint une profondeur de 10 à 12 pieds jusqu'au charbon de terre. Elle ap-

(1) L'eau de Püllna, naturellement froide et presque dépourvue de gaz, se trouve, par cela même, dans de très-bonnes conditions au point de vue de l'exportation ; elle représente aussi fidèlement que possible, l'eau prise à la source. Ajoutons que si les cruchons sont bien choisis, bien éprouvés, remplis et bouchés parfaitement, le liquide se conserve plusieurs années dans une cave, sans perdre ses propriétés.

Remarquons ici que le demi-cruchon de 28 onces (plus de 800 grammes) équivaut, sous le rapport du volume et de l'énergie médicamenteuse, à une bouteille d'eau purgative.

partient à la période tertiaire et repose immédiatement sur la vaste formation de lignite (*Braunkohlen Formation*) qui couvre le nord de la Bohême dans le bassin naturel séparant l'Erzgebirge du Mittelgebirge et s'étendant jusqu'à la vallée de l'Eger.

L'origine et la constitution de cette marne nous intéressent au plus haut degré, puisqu'elle est le réservoir où les eaux pluviales viennent puiser les sels du Bitterwasser.

Un simple coup d'œil sur la contrée environnante fait apercevoir au nord, à l'est et au sud, les éminences coniques du Mittelgebirge, séparées les unes des autres par de petites vallées. Ces dômes volcaniques, très-analogues à ceux de l'Auvergne, et dont on peut prendre une idée exacte en consultant, au Musée de géologie, la carte en relief du Puy-de-Dôme, par M. Lecocq; ces dômes appartiennent à l'âge tertiaire; ils ont traversé le charbon de terre et inondé de leurs débris tous les alentours. Voici comme il se fait que la couche marneuse de Püllna est imprégnée de scories, de fragments basaltiques en décomposition, de feldspath siliceux, de pyrites; ajoutez le calcaire marneux et le gypse ou sulfate de chaux (1).

Essayons de nous rendre compte de la formation des principaux sels de l'eau de Püllna d'après les lois ordinaires de la chimie, tout en faisant nos réserves au sujet des inconnues que présente la puissante chimie de la nature. Nous remarquerons, en premier lieu, que les roches ignées du Mittelgebirge (basalte, phonolithe, trachyte) renferment en abondance des silicates alcalins ; que, par conséquent,

______

(1) Dans les environs de Püllna existe une autre couche de marne plus vaste et plus profonde, où sont creusés les puits de Saidschitz et de Sedlitz ; sa composition est sensiblement la même, d'où l'analogie de toutes ces eaux.

ces roches, en se décomposant, peuvent fournir la potasse, la soude et la magnésie des sulfates neutres ; d'autre part, que les pyrites, le gypse, renferment l'acide sulfurique nécessaire à la saturation des bases.

C'est déjà une satisfaction pour l'esprit de savoir qu'on trouve dans le terrain même les éléments des principaux sels. N'est-il pas possible de pénétrer plus avant dans ces réactions toujours un peu mystérieuses? Si l'on suppose que, par altération des roches basaltiques, les silicates ont fait place aux carbonates, on aura des carbonates de magnésie, de soude ; or, ces carbonates seront en présence du sulfate de chaux ; le sulfate de chaux, étant un peu soluble, agira sur le carbonate de soude par voie de double décomposition. Quant au carbonate de magnésie, rappelons l'expérience chimique qui consiste à filtrer une solution de sulfate de chaux à travers du carbonate de magnésie, expérience qui donne au sortir du filtre du sulfate de magnésie.

Voici donc, rationnellement expliquée, la formation des deux sels principaux de l'eau de Püllna (sulfates de magnésie et de soude). Ces deux sels témoignent de leur présence dans le sol marneux en venant à la superficie sous l'aspect d'efflorescences blanchâtres, au printemps et à l'automne, quand le temps est sec ; phénomène que nous avons déjà signalé à l'occasion de la prairie marécageuse de Franzensbad ; même théorie applicable à la formation des autres éléments salins. La présence de l'azotate de magnésie suppose le concours de matières organiques ayant fourni l'azote.

Nous avons cru devoir exposer, avec quelques détails, ces raisonnements théoriques fondés sur les connaissances positives de la géologie et de la chimie, parce qu'ils s'appliquent à l'origine des eaux amères en général ; c'est toujours la marne qui forme le réservoir de ces eaux, marne imprégnée de débris pyroxéniques.

Si les sels amers varient dans leurs proportions réciproques, on en trouve la raison dans les variétés des roches éruptives elles-mêmes : par exemple, l'eau de Saidschitz contient à peu près deux fois autant de sulfate de magnésie que de sel de Glauber, parce que la marne de la vallée de Serpina est riche en augite et en olivine, roches basaltiques constituées par des silicates magnésiens. A l'olivine Berzelius rapporte la petite portion d'oxyde de zinc cuivreux qu'il a trouvée dans l'eau de Saidschitz. — Autre exemple : l'eau de Friedrichshall se distingue de celle de la Bohême par la prédominance du chlorure de sodium ; cela tient à ce que les couches marneuses, au lieu d'être superficielles comme en Bohême, descendent à une grande profondeur, d'où la possibilité pour les eaux de se charger de ce chlorure dans les bancs plus inférieurs de sel gemme.

L'eau de Püllna, ainsi que les autres eaux amères de la Bohême, est donc une eau de puits devant ses qualités spéciales à la lixiviation des matières salines. Le véhicule aqueux est évidemment fourni par les pluies qui ne pénètrent la marne qu'à quelques pieds de profondeur ; d'où il résulte que la température de ces eaux n'est pas sensiblement différente de celle des puits peu profonds, qu'elle est variable, que leur densité varie également, suivant le plus ou moins d'abondance des pluies.

La pratique a enseigné qu'il fallait creuser les puits jusqu'à la marne bleuâtre qui repose immédiatement sur le charbon de terre, c'est-à-dire jusqu'à 9 ou 10 pieds. A Saidschitz, la marne descend plus bas et sa puissance peut atteindre 8 à 9 mètres.

Toutes ces considérations font pressentir que les caractères physico-chimiques de ces eaux ne sauraient avoir une fixité parfaite.

III. — Propriétés physico-chimiques.

L'eau de Püllna, au sortir du puits, est claire, avec un reflet jaunâtre dont la nuance s'affaiblit dans les cuves. Elle ne dépose point de bulles sur les parois du verre ; elle est inodore et, si quelques cruchons prennent par hasard une odeur d'hydrogène sulfuré, cela tient à leur fabrication défectueuse (1). Le goût en est salé, amer, très-supportable du reste.

J'ai trouvé (mi-septembre) la température à 10 degrés Réaumur (12°,5 centigrades). Il paraît que, dans les hivers les plus froids, l'eau se couvre seulement d'une couche mince de glace. Le débit, très-abondant, répondrait facilement à de nouveaux besoins et l'on aurait ensuite la ressource de creuser ailleurs.

Dans un premier tableau A, nous donnons comparativement trois analyses dues à Barruel, Struve et Ficinus de Dresde. Ce qui frappe au premier abord, c'est le total élevé de Barruel (62 grammes par litre), c'est-à-dire le double de celui des autres chimistes. Depuis longtemps j'avais été choqué de cette proportion en désaccord avec les résultats de la dégustation. Partout figurent des tableaux comparatifs des analyses de Püllna, Saidschitz et Sedlitz ; partout se retrouvent ces 62 grammes en regard des 24 grammes de Saidschitz. L'explication en est assez simple : Barruel a

---

(1) Il est rare que l'altération des sulfates qui donne naissance à l'hydrogène sulfuré provienne de la présence de matières étrangères, telles que fragments de paille, de bouchon, etc., tant l'embouteillage est fait avec soin et exactitude.

donné les sels à l'état cristallisé, tandis que ses confrères les donnent à l'état sec. Or, la différence est énorme; nous avons :

Sulfate de magnésie.........	MgO,SO^3	$= 751,3$
Sulfate de magnésie cristallisé.	$MgO,SO^3 + 7HO$	$= 1538,8$
Sulfate de soude sec.........	NaO,SO^3	$= 887,2$
Sulfate de soude cristallisé....	$NaO,SO^3 + 10HO$	$= 2012,2$

Donc les sulfates de magnésie et de soude cristallisés ont des équivalents plus que doubles; donc les chiffres de Barruel sont plus de deux fois trop forts mis en regard de ceux des autres chimistes. En réduisant par un calcul de proportions, on arriverait à une somme approchant de celle de Ficinus, environ 29 grammes par litre.

Cela dit, ajoutons quelques remarques au sujet de l'analyse :

L'eau de Püllna contient environ 30 grammes par litre de matériaux solides et presque point de gaz. — Les sels dominants sont les sulfates de magnésie et de soude qui y figurent en quantité à peu près égale au point de vue thérapeutique. Vient après, le chlorure de magnésium dont la proportion est très-remarquable (2 à 3 grammes par litre). L'analyse de Ficinus se distingue des deux autres et de toutes les précédentes, par la mention qu'il fait du bromure de magnésium, de l'azotate et du crénate de magnésie.

Le tableau B est disposé de façon à comparer Püllna aux eaux amères les plus répandues en Europe.

Püllna est plus riche que Saidschitz et surtout que Sedlitz, bien que dans nos ouvrages classiques, d'après l'analyse de Bouillon-Lagrange, la somme des éléments de Sedlitz soit représentée par 34 grammes. Encore une erreur : cette eau, deux fois plus faible que Püllna, ne va pas à 16 grammes par litre. Dans Saidschitz, le sulfate de magnésie est presque le double du sulfate de soude, tandis que l'eau de Ivanda, très-riche en sulfate de soude, ne contient pas de sulfate magnésien. Saidschitz se distingue aussi par sa quantité d'azotate de magnésie, plus de trois grammes dans un litre. Birmenstorf présente environ trois fois autant de sulfate de magnésie que de sulfate de soude. Dans Friedrichshall, le chlorure de sodium est à lui seul presque aussi abondant que les deux sulfates amers réunis.

De ce parallèle rapide, on peut déjà conclure par avance qu'il n'est pas indifférent, comme le pensent certains praticiens, d'employer indistinctement l'une ou l'autre de ces eaux purgatives. Il ressort, d'autre part, que Püllna soutient avec avantage la comparaison. C'est pourquoi nous l'avons choisie comme type (1).

IV. — **Propriétés médicales.**

Il y a deux manières d'administrer l'eau de Püllna : 1° à dose purgative; 2° à dose altérante.

---

(1) La Bohême possède, sans contredit, les eaux amères les plus célèbres; vient ensuite la Hongrie, qu'une trop grande distance sépare de nous, au point de vue d'une exportation sérieuse ; on en trouve aussi dans le Wurtemberg et en Suisse. La France ne présente qu'un échantillon remarquable de cette classe, l'eau de Montmirail (Vaucluse). Cette source provient aussi du lessivage de terrains marneux et gypseux ; on rencontre également dans son voisinage des efflorescences de sulfate de soude et de magnésie. Sa teinte verdâtre lui a mérité le nom d'*eau verte*. Elle renferme surtout des sulfates amers, ensuite des chlorures alcalins, enfin un peu de fer, en tout 17 grammes par litre environ. C'est une eau peu connue, peu employée et que nous mentionnons ici comme terme de comparaison.

1° *Méthode purgative.* — Ce mode d'administration est le plus usité à Paris : on ordonne un demi-cruchon d'eau de Püllna, comme on prescrit une bouteille d'eau de Sedlitz ou de citrate de magnésie, à prendre le matin à jeun, en trois ou quatre verres, à un quart d'heure ou bien à une demi-heure d'intervalle l'un de l'autre.

Ce purgatif, pris de la sorte, présente quelques-uns des inconvénients inhérents aux purgatifs salins, c'est-à-dire l'obligation d'ingérer à jeun une assez grande quantité d'un liquide froid et amer. Néanmoins, une eau purgative naturelle est en général d'un goût moins désagréable et d'une digestion plus facile qu'une préparation saline artificielle. Cette proposition se fonde sur l'expérience acquise auprès des malades et sur leur propre témoignage; ne sont-ils pas les meilleurs juges en pareille matière? L'eau de Püllna, d'un goût franc, ne pèse point sur l'estomac, purge au bout d'une, de deux ou trois heures, presque sans coliques.

S'il arrive qu'on doive répéter la purgation, c'est une des eaux qui produisent le moins d'irritations gastro-intestinales; à ce point de vue, elle mérite la préférence sur Friedrichshall et sur le bitterwasser de Kissingen dont l'usage réitéré occasionne une soif pénible et parfois des symptômes de catarrhe gastrique, phénomènes dus à la forte proportion du chlorure de sodium. Du reste, il serait possible d'atténuer les effets irritants de la boisson saline par le coupage avec une eau gazeuse, telle que Saint-Galmier. Le docteur Löschner a utilisé dans ce but l'eau alcaline gazeuse de Bilin, qui n'est pas très-loin de Püllna.

Nous ne développerons point les indications bien connues de la méthode purgative : débarrasser le tube digestif des amas de matières stercorales et des produits de toute espèce qui accompagnent les embarras gastriques; opérer sur la vaste surface intestinale une dérivation au profit de la tête ou des poumons congestionnés. — La purgation doit être répétée dans les maladies apoplectiques, dans les catarrhes et les affections cutanées rebelles; l'eau de Püllna, plus facilement tolérée que d'autres, rendra de grands services. Il serait à désirer qu'elle fût essayée en grand dans les hôpitaux contre certaines formes de fièvres typhoïdes, suivant la méthode de De Larroque; on pourrait l'employer contre les fièvres intermittentes, comme Pollak a fait en Perse avec l'eau d'Ivanda. Je serais très-disposé à prescrire l'eau de Püllna dans certaines affections inflammatoires de poitrine à forme bilieuse, à caractère épidémique, en un mot, contre ces bronchites, ces pneumonies et ces pleurésies bilieuses que Stoll a si bien décrites et combattues par l'émétique et le sulfate de soude.

2° *Méthode altérante.* — Administrée suivant cette méthode, beaucoup plus connue en Allemagne, l'eau de Püllna prend en thérapeutique un rôle que le titre de simple purgatif n'aurait pu lui assurer. Tout en conservant des propriétés laxatives, elle devient un modificateur et fournit, à elle seule, les éléments d'une cure plus ou moins prolongée. Nous croyons devoir insister sur un côté jusqu'alors négligé dans la pratique médicale française.

Ici la prescription change : ce n'est plus une ordonnance par verres, mais par demi-verres ou par verres à bordeaux; en tout 3 à 6 onces, 100 à 200 grammes. Quelques médecins en font prendre une première dose avant le repas du soir, ou bien avant le coucher, ce qui favorise l'effet laxatif du lendemain.

Ces petites doses se répètent plusieurs jours, deux semaines (petite cure), trois ou quatre semaines (cure complète). Les saisons les plus favorables sont le printemps et l'automne, en ayant soin de choisir un temps doux, sans variations brusques de température. Il est bon de laisser de temps en temps aux voies digestives un jour de repos.

Un certain régime doit être observé : le repas du matin consiste en une tasse de café noir avec un peu de lait, une petite flûte de pain bien cuit, sans beurre ; aux deux autres repas, peu de féculents et de plats sucrés, point de spiritueux ; exercice quotidien modéré ; diète peu rigoureuse, suffisante pour prévenir les embarras et irritations du tube intestinal.

Le traitement, conduit de la sorte, est en général bien supporté : l'appétit augmente progressivement, comme les habitants de la commune de Püllna en ont fait depuis longtemps l'expérience. Les selles deviennent régulières, une ou deux par jour, une heure ou deux après l'ingestion de la boisson ; il ne les faut pas séreuses, circonstance qui s'opposerait à la prolongation de la cure par la débilité consécutive. La nutrition s'améliore, quoiqu'il se produise un peu d'amaigrissement par l'élimination des matières hydro-carbonées ; les forces augmentent et les muscles se tonifient.

Cette cure n'est pas sans analogie avec celles par les eaux minérales salines laxatives de Marienbad, de Carlsbad, de Salzbrun en Silésie. Elle peut servir de préparation ou de complément à ces dernières. Il est vrai qu'il faut tenir compte de la différence des éléments, les eaux salines alcalines possédant le gaz carbonique, le carbonate de soude, le fer qui manque ici presque complétement. Quoi qu'il en soit, nous ne serons pas étonnés de rencontrer des deux parts certaines indications communes :

1° *Constipation habituelle* due à l'inertie des tuniques

intestinales; accumulation dans les premières voies de produits non assimilés de la digestion, de mucus, de bile, etc., etc.; embarras gastrique passé à l'état chronique.

2° *Engorgements du système hépatique*, avec ou sans ictère; dans ce cas, la méthode purgative franchement appliquée produirait de fâcheux effets, les voies biliaires demandant à être débarrassées doucement et avec mesure. Les petites doses d'eau laxative agissent ici à la manière du mercure doux.

3° *État de pléthore abdominale*, accompagné de stases veineuses des vaisseaux hémorrhoïdaux ou des vaisseaux utéro-ovariques chez les femmes arrivées à la ménopause.

4° *Catarrhes persistants des voies aériennes* à la suite de grippes; il convient alors d'additionner la boisson laxative de lait ou de sirop.

5° *Congestions habituelles vers la tête ou la poitrine.* Ici se place une remarque au point de vue pratique : lorsque les stases veineuses des organes thoraciques ou abdominaux sont associées à une affection du cœur et, jusqu'à un certain point, sous sa dépendance, on sait combien sont contre-indiquées les eaux minérales chaudes ou gazeuses, par exemple le Sprudel de Carlsbad, à cause de sa température, le Ferdinand de Marienbad, à cause de son gaz. L'eau de Püllna, naturellement froide et presque dépourvue de gaz, remplit alors très-bien l'indication voulue. Que de malades porteurs de lésions valvulaires, sont allés à Kissingen, à Marienbad ou à Carlsbad, qui eussent été mieux inspirés en prenant chez eux l'eau de Püllna ou de Birmenstorf.

6° *Maladies mentales, mélancolie, hypochondrie.*—Des expériences assez concluantes ont été faites dans ce sens à l'hospice des aliénés de Prague. Je ne sache pas qu'elles aient été répétées à Paris.

7° *Maladies de la peau.* — Les médecins de l'hôpital Saint-Louis emploient avec succès les laxatifs réitérés contre les affections cutanées qui n'ont pas encore acquis un caractère trop prononcé de chronicité. L'eau de Püllna, à dose modérée, serait ici parfaitement à sa place.

8° *Etat pléthorique :* encore une indication très-nette; l'eau de Sedlitz artificielle convient moins à cause de son gaz, l'eau de Friedrichshall à cause de sa richesse en chlorure de sodium dont une partie absorbée tend à exciter le système vasculaire. Il faut autant que possible réserver les eaux chlorurées sodiques pour les tempéraments lymphatiques et pour les constitutions torpides.

Nous n'avons tracé qu'une simple esquisse des indications de l'eau de Püllna et des eaux amères en général; c'en est assez pour faire comprendre l'étendue de l'horizon thérapeutique ouvert à cette classe intéressante.

Les sels neutres, sulfates de soude et de magnésie, tiennent le premier rang dans la médication purgative : à haute dose, leur action est nettement accusée, certaine dans ses résultats; il n'y a pas d'évacuants plus sûrs des premières voies. A faible dose, longtemps répétés, ils sont à la fois laxatifs, dérivatifs, tempérants, antiphlogistiques; ils modifient puissamment les conditions de la nutrition et de la transmutation organique (Stoffwechsel). De là leur action salutaire dans un grand nombre de maladies chroniques.

Mais, dira-t-on, à quoi bon faire venir de si loin ces ingrédients si simples que la pharmacie nous fournit? les sulfates alcalins ne sont-ils pas les produits les plus élémentaires de nos laboratoires? Premièrement, je crois pouvoir poser en principe que le grand laboratoire de la nature est le plus puissant et le plus fécond en ressources. Secondement, je ferai remarquer que l'eau de Püllna n'est pas une simple solution saline, mais plutôt un mixte contenant les éléments les plus variés. A côté des sulfates neutres se placent : le chlorure de magnésium, dont la dose (près de $\frac{3}{1000}$) n'est pas indifférente ; l'azotate de magnésie, le bromure de magnésium, etc.; enfin les inconnues, je n'oserais dire les puissances occultes.

Contre-indications. — Un mot des contre-indications ; elles se rangent sous deux chefs principaux : 1° l'altération des voies digestives ; 2° l'état asthénique.

1° Lorsqu'il existe une gastro-entérite chronique, idiopathique ou dépendante d'une maladie générale (fièvre, dysentérie, etc.), une diarrhée de longue date avec altération probable de la muqueuse du gros intestin, l'administration de l'eau amère, surtout à dose purgative, deviendrait un contre-sens thérapeutique.

2° Chez les anémiques, chez les sujets épuisés par des pertes sanguines ou humorales, par de longues suppurations, par des sueurs, enfin par des causes morales ou de profonds ébranlements nerveux, il n'y a plus de place pour la méthode purgative, ni même pour la méthode altérante.

A tout prendre, indications nombreuses, contre-indications plus rares. Il suffit de rappeler que l'eau de Püllna et les eaux amères prennent rang dans la médication purgative, laquelle a conservé son crédit auprès des praticiens et résisté à tous les systèmes. Cette médication grandit encore de nos jours, comme si elle devait recueillir l'héritage des émissions sanguines si injustement négligées, presque oubliées dans la médecine actuelle.

TABLEAU A.

	BARRUEL 1829.	STRUVE 1826.	FICINUS.
	pour 1000 gr.	pour 1000 gr.	pour 1000 gr.
Sulfate de magnésie........	33,56	12,12	12,61
Sulfate de soude..........	21,89	16,02	10,76
Sulfate de potasse........	»	0,62	1,32
Sulfate de chaux........	1,18	0,34	»
Chlorure de sodium........	3,0	»	»
Chlorure de magnésium....	1,86	2,17	2,49
Bromure de magnésium....	»	»	0,08
Carbonate de chaux........	0,01	0,10	0,10
Carbonate de magnésie.....	0,54	0,83	0,3
Carbonate de fer..........	0,001	»	traces
Phosphate de soude........	»	»	0,04
Phosphate de chaux........	»	traces	»
Azotate de magnésie.......	»	»	0,6
Crénate de magnésie.......	»	»	0,6
Silice et matière organique..	0,4	0,02	»
	62,541	32,22	29,00
Acide carbonique..........	Quantité minime.		

TABLEAU B.

	Püllna.	Saidschitz.	Birmenstorf.	Friedrichshall.
Sulfate de magnésie.......	12,61	10,94	22,01	5,14
Sulfate de soude.........	10,76	6,08	7,03	6,05
Sulfate de potasse........	1,32	0,53	0,10	0,2
Sulfate de chaux..........	»	1,31	1,27	1,34
Chlorure de sodium.......	»	»	»	7,94
Chlorure de magnésium.....	2,49	0,28	0,46	3,93
Bromure de magnésium....	0,08	»	»	0,11
Iodure de magnésium.....	»	traces	»	»
Carbonate de chaux.......	0,10	»	0,04	0,01
Carbonate de magnésie....	0,30	0,65	0,03	0,40
Carbonate de fer..........	traces.	0,02	0,04	»
Phosphate de soude.......	0,04	»	»	»
Phosphate de chaux.......	»	»	»	»
Azotate de magnésie.......	0,60	3,27	»	»
Crénate de magnésie......	0,60	0,14	0,10	»
Oxyde de zinc cuivreux....	»	traces	»	»
Silice et matière organique.	»	»	0,06	traces
	29,00	23,20	31,06	25,12

www.ingramcontent.com/pod-product-compliance
Ingram Content Group UK Ltd.
Pitfield, Milton Keynes, MK11 3LW, UK
UKHW020118100726
13658UKWH00005B/2240